QUEL EST LE PRINCIPE INITIAL

LE GERME DE LA PLUPART DES MALADIES
QUI RÉSULTENT D'UNE IMPRESSION DE FROID ET NOTAMMENT DU CHOLÉRA

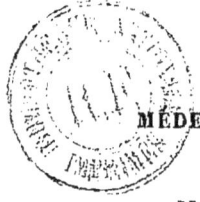

Par J.-B. BALMOUSSIÈRES

MÉDECIN-HOMOEOPATHE, A ROBIONS (VAUCLUSE)

Membre collaborateur à la Revue Universelle
des sciences, des lettres et des arts, médaille d'honneur de 1re classe
récompense honorifique et pécuniaire du Gouvernement
pour le choléra

BROCHURE IN-8°. PRIX : 1 F: *franco*

S'ADRESSER A L'AUTEUR OU A L'IMPRIMEUR.

AVIGNON

AUBANEL FRÈRES, IMPRIMEURS-LIBRAIRES

Place Saint-Pierre

1886

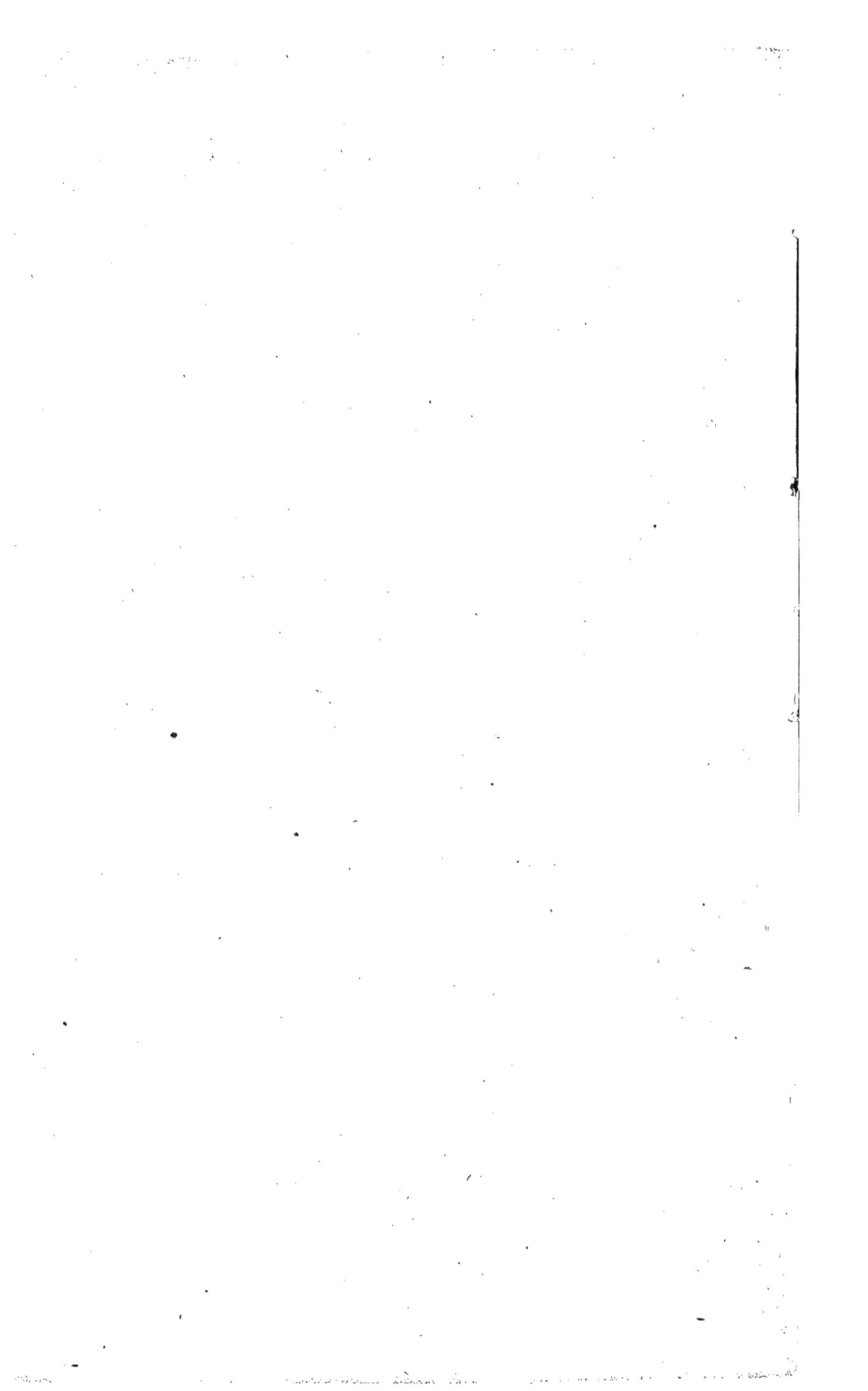

QUEL EST LE PRINCIPE INITIAL

Le germe de la plupart des maladies qui résultent
d'une impression de froid et notamment du choléra.

Pour résoudre une question si importante et si mystérieuse, il faut connaître une partie du rôle immense que le système nerveux joue dans l'organisme à l'état de santé, comme à l'état de maladie.

Or, je dis que les facultés cérébro-spinales, président aux fonctions de la vie de relation, comme l'odorat, la vue, l'audition, le goût, le tact, l'intelligence, en un mot, la sensibilité, la locomotion ; et que le nerf grand sympathique, commande les phénomènes de la vie organique, comme l'absorption, la circulation ou d'une manière plus descriptive, qui règle les battements du cœur, de la respiration, la sécrétion du sang en urine, en bile et en matières sucrées ; qu'après la digestion, l'ouverture pylorique de l'estomac s'ouvre ; que l'assimilation et la désassimilation opèrent la rénovation du corps etc.. Ce n'est donc pas un principe spirituel qui dirige et domine toutes les actions de l'organisme, mais le système nerveux qui préside aux fonctions de tous nos organes et qui est le régulateur de tous les actes de la vie.

Voilà pourquoi la sensibilité et la motilité d'un membre ou d'un organe sont abolies, lorsque le fluide vital ne circule plus ou qu'incomplètement dans les nerfs qui lui donnaient l'animation et la vie ; et que nos principes vitaux s'éteignent souvent, lorsque la gravité d'une lésion de fonction ou de texture concentre trop de fluide vital, de sang et d'humeurs en désaccordant l'harmonie des autres fonctions.

Par conséquent, le fluide vital étant l'unique agent

de la sensibilité, il subit, dans les nerfs qu'il parcourt et notamment dans les nerfs périphériques, l'action du froid et de la chaleur, et éprouve comme la sève des végétaux, l'influence des vicissitudes atmosphériques. Ce qui le prouve, c'est la froide température de l'hiver qui concentre la sève des végétaux à l'intérieur, comme elle concentre le fluide vital à l'intérieur du corps, puisqu'il faut nous vêtir chaudement ; une douce température printannière appelle la sève à l'extérieur, de même que le fluide vital qui permet de s'alléger des tissus d'hiver ; la chaleur de l'été, en attirant beaucoup de sève à l'extérieur, comme de fluide vital, nous ne portons que des vêtements légers ; et lorsque la température de l'automne devient froide, la sève rentre, les feuilles jaunissent et tombent, comme la répercussion du fluide vital à l'intérieur nous oblige à reprendre des vêtements chauds.

Le fluide vital subit donc toutes les oscillations de la température atmosphérique comme un thermomètre. Il faut savoir aussi que le fluide vital reçoit l'action de toutes nos impressions et des causes morbifiques dont il est le récipient, et préside à leur phase d'évolution, d'élaboration et d'élimination. Et ce qui est encore indispensable à noter, c'est le calorique qui attire le fluide vital ; le fluide vital qui attire le sang et les humeurs en circulation ; que son affluence produit plus de calorique et d'excitation dans nos tissus, nos organes, et augmente la sécrétion des muqueuses, des séreuses en y concentrant plus de sang, plus d'humeur. On peut donc affirmer, quoique ces fonctions soient du domaine mystérieux de l'organisme, que lorsque le sang afflue, sans cause traumatique, ni mécanique, dans un organe ou une autre partie du corps, c'est toujours le fluide vital qui le précède et l'attire.

Maintenant, il ne sera peut-être pas inutile de dire que j'ai découvert que c'est ordinairement à minuit et à midi que les irradiations du fluide vital du cerveau, qui constituent la réaction vitale, vont combattre la cause nocive morbifique des maladies ; que ces irradiations du fluide vital ne retournent plus à leur origine ; qu'elles ne cessent qu'avec la cause morbifique qui les provoque ; et que le fluide vital de ces irradiations s'échappe ensuite des nerfs en subissant, par l'absorption et l'exhalation une transformation qui change, selon les tissus, la nature de ses éléments.

Je suis également parvenu à intervertir l'ordre des irradiations du fluide vital, en les localisant à une main lorsqu'elles attaquent le principe d'un rhumatisme multiarticulaire à son début. J'ai constaté, bien des fois aussi, que la démangeaison qui se produit sur la fin ou après la guérison d'un rhumatisme, et surtout incomplètement enrayé, n'est produite que par l'exhalation du fluide vital qui vient le combattre ; et la partie du fluide vital de ces irradiations qui subit l'absorption, peut déterminer diverses lésions, comme une mouche volante devant l'œil, provenant du passage d'une humeur dans le corps vitré, ayant, lorsqu'elle est réfléchie, la forme d'un globule avec des filaments et la couleur de la cire jaune.

J'ai encore reconnu que la plus grande partie des maladies qui résultent d'un refroidissement, ne sont que des altérations vitales primitives d'une parfaite identité, et qu'avec des molécules d'une seule substance, on peut les enrayer, à la fois ou isolément, à leur période d'évolution ou d'accroissement. Des notions scientifiques si palpitantes d'intérêt, sont donc d'une grande utilité, pour connaître la cause et la nature de beaucoup de maladies.

Mais qu'est-ce que le fluide vital ?

Une substance inconnue dans son essence, qu'on ne peut ni voir, ni saisir même par la section des nerfs où il circule ; comme on ne peut ni voir, ni saisir l'électricité en coupant le fil de fer électrique qu'elle parcourt. Cependant il est maintenant impossible de nier l'existence et la circulation du fluide vital ; pas plus que l'existence et la circulation du fluide électrique, parce qu'on voit parfaitement l'activité prodigieuse de leur puissance, et les effets admirables de l'un et de l'autre.

Or, puisque le fluide vital reçoit l'action des causes morbifiques, qu'elles sont les modifications qu'il éprouve par une impression de froid?

On n'en sait rien. Voilà donc d'où provient l'incertitude de la science sur la cause et la nature d'un bon nombre de maladies et notamment du choléra. Et pourtant il ne faut pas se dissimuler que la solution de ce mystérieux problème serait d'un immense intérêt à l'humanité ; et que, pour atteindre ce noble but, il faut que les hommes de l'art se fassent un devoir de communiquer le résultat de leur expérience pour tâcher de le résoudre. A ces fins, je dis que je considère comme légère une affection qui provient d'une impression de froid dont l'action réfléchit, dans un tissu, un organe, le fluide vital sans qu'il subisse d'altération dans sa fluidité, et que l'activité vitale organique suffit pour dissiper sans réaction, sans fièvre, comme une congestion de fluide vital et de sang au cerveau (mal de tête), à la poitrine (simple rhume), au foie, à la rate, la colialgie, la récrudescence de la toux, des selles d'une diarrhée la raideur douloureuse d'un ou de plusieurs muscles, etc.

Tandis que l'impression ou la sensation de froid qui produit une maladie grave, le fluide vital doit naturellement éprouver une altération dans la fluidité de ses éléments. On comprend ce fait mystérieux, si l'on considère que lorsque le fluide vital a subi ces modifications, il constitue dans le nerf où il a été frappé où dans celui de l'organe où il a été ensuite réfléchi, un obstacle à sa circulation, un trouble fonctionnel, où il devient le principe initial, le germe, la cause interne de la maladie qui est indistinguible, mais que les symptômes caractéristiques des lésions matérielles subsèquentes trahissent bientôt, comme la douleur, la chaleur, la tuméfaction, la rougeur etc. ; pendant sa période d'incubation, qui est, le plus souvent, de 16 à 36 heures, le fluide vital s'y accumule en concentrant, dans les tissus environnants, plus de sang, plus d'humeur, jusqu'à ce que l'excitation réflexe de ce foyer morbide rayonne jusqu'au foyer vital dont la réaction fait éclater la maladie avec des symptômes généraux et locaux qui la distinguent et révèlent son siège organique avec le caractère de ses lésions. L'engorgement d'un organe, d'une muqueuse ou d'une séreuse qui résulte d'un refroidissement n'est donc formé que par du fluide vital, du sang et d'humeur. Et la nature de ces maladies est d'une parfaite identité, c'est-à-dire des altérations vitales primitives, bien que chaque organe offre, selon sa structure et ses fonctions, des symptômes différents.

Ces précieuses notions m'ont permis d'enrayer un cas de quatre maladies graves à la fois (pneumonie, pleurésie, fièvre typhoïde et rhumatisme multiarticulaire) deux jours après leur invasion, et en deux fois vingt quatre heures. On observe, en effet, que les maladies graves qui sont engendrées par une impression de froid, ne débutent que sur un point circonscrit d'un ou de plusieurs organes à la fois, ou sur un ou plusieurs points circonscrits les plus saillants d'une ou de plusieurs articulations, comme le rhumatisme, la pleurésie, la goutte, la pneumonie, la pleurodynie, l'hépatite, la laryngite, la bronchite, la fièvre typhoïde, le choléra, la diarrhée, la cholérine, la dyssenterie, l'ophthalmie catharrhale, le coryza, la péritonite, la névralgie faciale, l'encéphatite, la méningite, la colialgie etc. On a donc donné un nom différent à bien des maladies dont la cause et la nature sont exactement les mêmes.

Ceci dit, j'arrive au choléra. Quelle est dont la véritable cause de cette affection ? Il faut d'abord se persuader qu'aucune substance toxique même l'arsenic ne peut produire la simultanéité d'évacuations aqueuses par haut et par bas que l'on observe ordinairement dans cette maladie. Et puis, comment attribuer la cause du choléra à un miasme dont on ne connaît ni la nature, ni l'action, ni les effets. Parmi les miasmes dont nous connaissons les effets, on compte le principe miasmatique de la rougeole dont la contagiosité est indiscutable et subit une période d'incubation, de quatre à cinq jours après laquelle la réaction vitale rejette les éléments de cette maladie éruptive à la périphérie du corps où l'éruption rubéolique se produit. Le miasme qui engendre la petite vérole est aussi contagieux et subit une période d'incubation, de huit à quatorze jours, après laquelle la réaction vitale détermine, à la peau, l'élimination du principe morbifique de cette affection où l'éruption variolique se développe etc. Or, le choléra n'est ni une maladie éruptive, ni contagieuse, elle ne subit qu'une période d'incubation, de 16 à 36 heures, comme les maladies qui résultent d'un refroidissement, se développe et se termine, comme elles, où son germe se déclare *et ses lésions s'irradient*. Quant à la cause des microbes, quand on vit en bonne santé en buvant l'eau qui contient des myriades d'animalcules ; en ayant une grande quantité de gros et longs ascarides-lombricoïdes ou deux ou trois botriocéphales ou bien deux ou trois cents mètres de vers solitaire dans le tube intestinal, comment croire alors que des animalcules microscopiques, comme les microbes, puissent provoquer la foudroyante réaction vitale avec le cortège de symptômes formidables qui caractérisent le choléra et ses redoutables complications qui désaccordent non-seulement toutes les fonctions mais anéantissent complètement la vitalité.

Par conséquent, en considérant l'harmonie mystérieuse des actes vitaux qui règlent les rapports du calorique et du fluide vital ; du fluide vital du sang et des humeurs ; des irradiations du fluide vital et des causes morbifiques ; et que l'on connaît le choléra par ses symptômes caractéristiques, et ses lésions cadavériques, le doute n'est plus permis sur la cause et la nature de cette maladie. Ainsi, en ce qui concerne la cause du choléra, on peut affirmer, sans crainte de se tromper, que ce n'est qu'une impression ou une sensation de froid qui frappe et réfléchit le fluide vital des nerfs cutanés dans ceux de la muqueuse intestinale où il forme le principe initial, le germe de la maladie. Ce qui prouve péremptoirement ce fait mystérieux c'est qu'il n'y a, en pareil cas, qu'une impression de froid qui puisse frapper, altérer et réfléchir le fluide vital des nerfs cutanés dans ceux des organes à l'intérieur du corps, comme il n'y a qu'une impression de froid qui soit capable de frapper, d'altérer et de répercuter la sève des végétaux. Du reste, une impression de froid produit, de la même façon, une affection du cerveau ou de ses enveloppes, des poumons, du foie, du péritoine, de la vessie, des reins, la fièvre typhoïde, la cholérine, la diarrhée, la dyssenterie, la colialgie, etc, etc.

Il ne faut donc pas être étonné si, en 1828, les transitions de température étant devenues plus fré-

quentes et plus impressionnables, la fièvre typhoïde a
fait son apparition et s'est progressivement disséminée
dans toutes les puissances ; et lorsque ces brusques
variations de température sont devenues, en 1832,
plus saisissantes, le choléra, qui n'est que la forme la
plus intense et la plus grave de la fièvre typhoïde, a
fait son invasion, en se propageant à tous les pays où
ces brusques inflexions de température se manifes-
taient. Voici, au reste, une citation qui appartient au
rep. g. des sc. méd. t. 7. p. 472, et qui prouve parfaitement que le choléra se déclare aux Indes sous
l'influence des mêmes conditions atmosphériques qu'en
France. « Aux Indes Orientales à la côte de Coro-
mandel, sous un ciel habituellement très chaud, le
vêtement des naturels suffit une partie de l'année,
mais quand la Mousson du Nord-Est vient à souffler,
les variations de température sont subites, et les mal-
heureux indiens sont frappés de mille maladies et
surtout enlevés par le choléra dont les ravages, dit
M. le capitaine de la Place, à qui j'emprunte ces dé-
tails, paraîtraient fabuleux, sous la triste épreuve que
nous avons faite de sa puissance. » Touchant la migra-
tion du choléra, on est surpris de ce qu'il n'envahit
pas successivement tous les pays.

Cependant les villes maritimes, riveraines où les variations de température sont plus impressionnables et
sur lesquelles cette maladie sévit toujours avec intensité, explique la cause qui la fait naître ; comme aussi
en comprenant bien que chaque pays est exposé, selon
sa situation, à une température différente, comme chaque rue, chaque place, chaque maison, chaque appartement, suivant la saison, le vent, le froid, la chaleur,
l'humidité, les courants d'air, l'absence des rayons
solaires et les courants atmosphériques notamment
ceux qui tuent, pendant l'hiver, les oliviers d'un espace

limité, en laissant indemne ceux qui sont à proximité ;
qui brûlent, au printemps, le rudiment des fruits d'une
contrée, d'un pays ou d'une propriété seulement en
laissant intact ceux des lieux environnants ; la feuille
de mûrier d'un ou de plusieurs endroits, d'une planta-
tion, d'une rangée ou bien ceux qui sont devant ou
derrière une ferme. De pareils faits, comme tant d'autres, prouvent certainement qu'il existe dans chaque
lieu des conditions atmosphériques différentes ; puisqu'on observe en toute saison et dans chaque lieu de
fréquentes oscillations de température dont le fluide
vital reçoit les impressions. Voilà pourquoi on remar-
que tantôt dans un pays, tantôt dans un autre, une
épidémie ou de nombreux cas de pneumonie, de fièvre
typhoïde, de pleurésie, de rhumatisme, de grippe, de
bronchite etc. D'ailleurs, supposons qu'il nous fut pos-
sible de vivre dans une atmosphère tempérée avec des
vêtements appropriés, sans faire d'exercice fatiguant et
sobre en tout, toutes ces maladies ne seraient-elles pas
aussi rares, que ce qu'elles sont fréquentes ?

Tandis que la classe laborieuse qui est la plus expo-
sée aux causes de refroidissement, compte le plus de
victimes par le choléra. Ce qui corrobore encore toutes
ces considérations, c'est qu'il règne toujours, pendant
une épidémie de choléra sporadique ou épidémique, une
température exceptionnellement froide, modifiée, pendant le jour, par la chaleur solaire et devenant plus
pénétrante le soir, la nuit et surtout le matin. On
observe aussi, que les épidémies cholériques sont ordinairement plus meurtrières à leur début ; parce que le
fluide vital subit d'abord la température anormale qui
engendre cette maladie, et ensuite à mesure qu'il s'y
habitue, l'épidémie décroît d'intensité. Et quand il se
produit, durant l'épidémie, une recrudescence ou des
alternatives d'accroissement et de diminution dans le

nombre des cholériques, on ne doit les attribuer qu'à
de nouvelles perturbations atmosphériques qui rendent
la température tantôt plus froide, plus saisissante et
tantôt plus douce, plus tempérée.

Ce qui trompe le vulgaire sur la cause du choléra,
c'est que, lorsqu'il a éprouvé une sensation ou un saisissement de froid, la maladie subit une période d'incubation de 16 à 36 heures, pendant laquelle elle se
développe à l'état latent ; pendant ce temps, il se livre
à ses occupations sans ressentir, le plus souvent aucune
indisposition, et lorsque le choléra éclate subitement
il ne sait vraiment pas à quelle cause l'attribuer.

On se demande pourquoi, pendant une épidémie de
fièvre typhoïde, de choléra etc, les uns en sont atteints,
et d'autres ne le sont pas. Cela dépend de la prédisposition des sujets ; de l'état de chaleur du corps et du
lieu où il est exposé ; du genre d'occupation, de vêtement et d'alimentation, et de la réceptivité ou de la
résistance de la force vitale. Quant à la différence qu'il
y a entre le choléra indien et le choléra sporadique, la
prédisposition y est pour beaucoup, mais la principale
cause dépend du degré d'impression de froid qui fait
subir plus ou moins d'altération au fluide vital des nerfs
périphériques avant d'être réfléchi dans ceux de la
muqueuse intestinale où il constitue la maladie. Et par
le fait, l'un et l'autre subissent une période d'incubation qui est, selon l'activité vitale particulière, un peu
plus courte, pour les cas graves, et un peu plus longue,
pour ceux qui le sont moins, et provoquent la réaction
vitale, qui est caractérisée, au début, par les mêmes
symptômes dont l'intensité et la gravité sont relatives
au caractère de chaque cas. Ce qui prouve clairement
que c'est la même maladie et la même cause qui les
produit.

Il faut donc convenir, qu'un seul cas de choléra bien

caractérisé, et qui résulte positivement d'une impression de froid, doit suffire pour en connaître la véritable cause. Et de fait, si une même cause, comme une impression de froid, peut produire bien des maladies d'une nature identique, il est évident, que deux causes différentes ne peuvent pas engendrer la même maladie avec ses mêmes caractéristiques. Et en réalité, les virus, produisent des affections virulentes ; les miasmes, des maladies miasmatiques ; l'impression du froid, des altérations vitales primitives etc.

Ajoutons de très concluant, que les maladies qu'on observe toujours pendant une épidémie de choléra ne sont ordinairement engendrées que par un refroidissement, et n'affectent, comme le choléra, que la muqueuse de l'intestin, comme les cas de diarrhée, de dyssenterie, de cholérine etc. Or, si le degré d'impression de froid qui produit ces cas de diarrhée, de cholérine avait offert plus d'intensité, la réceptivité et la prédisposition organique moins de résistance, ces seules causes auraient suffi pour constituer d'emblée des cas de choléra, puisque ces mêmes cas se transforment souvent d'eux-mêmes en vrai choléra après quelques jours d'existence.

Nous touchons, maintenant à des faits aussi mystérieux que les précédents.

Quelle est la nature du choléra ?

C'est une altération vitale primitive engendrée par une impression ou une sensation de froid, qui frappe le fluide vital des nerfs cutanés et le réfléchit dans ceux de la muqueuse de l'intestin grêle où il subit une période d'incubation, le plus souvent de 16 à 36 heures, pendant laquelle il s'y accumule en concentrant, dans les tissus environnants, plus de sang, plus d'humeur, dont l'excitation réflexe s'étend bientôt à toute la muqueuse et au foyer vital dont la réaction détermine,

avec le consensus des forces vitales, l'explosion de la
maladie.

Or, bien que la production de cette série de faits qui
engendre le choléra, soit des plus mystérieuses jusqu'à son invasion, il est de fait que lorsqu'il éclate,
ses symptômes trahissent ce qui s'est passé de fugitif
et d'insaisissable depuis sa formation jusqu'à son invasion. En effet, le choléra, comme toutes les maladies
graves, provoque la réaction vitale qui est caractérisé
par d'abondantes évacuations par haut et par bas, une
soif· dévorante, la prostration des forces, une douleur
vive et brûlante à l'épigastre, la fièvre, un trouble des
fonctions organiques, etc. ; et s'il ne manque à cette
réaction vitale pour être complète, que la chaleur
brûlante de la peau, la plénitude du pouls, un violent
mal de tête etc., ce n'est que la concentration du fluide
vital sur la muqueuse intestinale, dont l'excitation, en
déterminant un centre d'attraction, d'abondantes évacuations et la dépression des forces, empêchent évidem-
ment la production de ces symptômes. L'appareil de
symptômes généraux et locaux qui caractérise le
choléra à son apparition démontre donc péremptoirement qu'il provoque la réaction vitale.

Par conséquent, la réaction vitale indique la réceptivité d'une cause novice qui a subi une période d'incubation, pendant laquelle elle s'est développée,
jusqu'à ce qu'elle ait produit une altération vitale
capable de la provoquer. Voilà donc la preuve irrécu-
sable que la nature du choléra est une altération vitale
primitive, comme toutes les maladies graves qui résultent d'un refroidissement ; qu'il ne se déclare jamais
immédiatement après l'action de la cause qui le fait
naître ; et que le redoutable cortège de symptômes
réactionnels qui caractérise son invasion, ne dépend
que de la concentration, de l'excitation et de l'attrac-

tion que produit le fluide vital dans les nerfs de la muqueuse intestinale en combattant la cause du mal.

D'ailleurs, quand le fluide vital des nerfs d'une autre muqueuse ou séreuse est frappé d'une impression de froid, elle offre le même cortège de symptômes que présente la muqueuse de l'intestin, sous l'influence de la même cause. Ainsi, la muqueuse des yeux (ophthalmie catarrhale) se congestionne bientôt de fluide vital, qu'on ne voit pas, mais dont l'affluence la surexcite, la rend plus chaude, tuméfiée et injectée de sang, d'humeur avec une sécrétion plus abondante, comme celle du nez, des bronches, du péritoine, de la plèvre etc. Avec cette différence, que la muqueuse de l'appareil digestif a une étendue infiniment plus considérable; qu'elle remplit des fonctions importantes; est pourvue d'organes sécréteurs, de nerfs qui ont beaucoup de sympathies avec les centres nerveux, les nerfs périphériques, de la paume des mains, de la plante des pieds, les organes du ventre, dont l'action accroît sa sensibilité et la gravité de certains cas notamment du choléra. Enfin, constatons, qu'il est de la dernière exactitude, que ce n'est que la concentration du fluide vital, du sang et des humeurs dans la muqueuse intestinale, qui fournit, au début du choléra, les éléments des évacuations par haut et par bas; qui rend la réaction vitale incomplète; détermine la soif dévorante, la douleur vive et brûlante à l'épigastre, le refroidissement périphérique, les crampes, le désordre des fonctions organiques, l'affaiblissement du timbre de la voix, etc.

Or, quand la maladie est arrivée à cette période, si le traitement est approprié on dissipe, en trois ou quatre heures, les symptômes des symptômes en déterminant la réaction vitale, et il ne reste ensuite plus que les symptômes atténués de la fièvre typhoïde qu'on enraye parfaitement en deux ou trois jours. Mais si l'art et la vitalité sont impuissants à maîtriser les progrès du mal, la réaction vitale complète est le plus souvent impossible : tous les symptômes subissent alors une aggravation. La muqueuse intestinale se congestionne de plus en plus, et transforme les évacuations aqueuses en diarrhée riziforme ; les fonctions du cerveau s'affaiblissent en recevant de moins en moins les éléments du sang dont il a besoin pour fournir les irradiations de fluide vital qui vont combattre le principe du choléra, et le fluide vital qui entretient l'activité et la vie dans tous les organes ; et la muqueuse de l'intestin devient bientôt, par le trouble de ses fonctions, le calorique et l'excitation du fluide vital, un centre d'attraction plus considérable qui attire et concentre, de plus en plus, le fluide vital ; le fluide vital qui attire et concentre, de plus en plus, le sang et les humeurs ; et le refroidissement du corps qui en résulte, favorise la répercussion de ces fluides au foyer du mal. Voilà comment, dans les cas graves, courts et funestes, tous les organes du ventre deviennent congestionnés de fluide vital, de sang et d'humeur; que l'activité vitale organique diminue ; la circulation se ralentit ; l'oppression est très grande ; les urines se suppriment ; la voix s'éteint ; un cercle violacé et brunâtre entoure les orbites ; le corps devient froid ; l'hématose incomplète ; la peau cyanosée, l'haleine froide et les battements du cœur cessent par le manque de fluide vital, comme le mécanisme d'une locomotive s'arrête par le manque de vapeur.

Dans le cadavre d'un cholérique, on trouve le système veineux dans un état de plénitude ; mais c'est particulièrement dans les organes du ventre qu'on observe le plus d'altération. Ainsi, lorsque la maladie est grave, courte et mortelle, toutes les veines du foie, de la rate,

des reins, du péritoine, de l'intestin et notamment de
l'intestin grêle, sont d'une distension extraordinaire et
complètement gorgées de sang noir. Or, s'il est impossible de voir le fluide vital, pas plus que le vent qui
gonfle les voiles d'un moulin, on voit du moins les
effets de son action, par la quantité de sang qu'il a
attiré et concentré dans tous les organes du ventre, et
le trouble universel des fonctions organiques qui en
résulte.

Et l'on peut conclure, que chaque fois que la réaction vitale est vaincue en pareil cas, ce n'est que par
les violents symptômes des symptômes qu'elle détermine et aggrave par son affluence, son calorique, son
excitation et les complications qui en dérivent dont
l'extrême gravité finit par excéder et anéantir l'activité
de sa puissance. L'examen du cadavre d'un cholérique
justifie donc complètement, par ses lésions matérielles,
les nouvelles données de la science et mes appréciations
par la cause et la nature du choléra.

Je ne relaterai, au point de vue de la cause du choléra, que *trois observations* écourtées dont les person-
nes qui en font l'objet vivent encore. La lecture d'un
plus grand nombre serait aussi longue que fastidieuse
en répétant toujours les mêmes symptômes d'une maladie ; elles prouveraient seulement qu'on peut éprouver
une impression ou une sensation de froid de mille ma-
nières différentes.

1re Observation. — M. R. L. de Fournès, 63 ans,
d'une complexion grêle mais robuste, dormait paisible-
ment avec sa femme, le 19 juillet 1879, quand leur
belle-fille atteinte inopinément à une heure du matin,
d'un violent spasme des organes de la phonation et de
la déglutition, va précipitamment les réveiller, en leur
disant qu'elle perd la respiration, qu'elle étouffe. M. R.
et sa femme sautent incontinent du lit, en chemise et

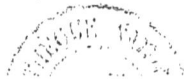

vont nu-pieds dans l'appartement adjacent, préparer à
la hâte une infusion. Pendant le jour, M. R. fait son
travail sans ressentir la moindre indisposition, mais
vingt-quatre heures après l'accident de sa belle-fille,
il s'éveille à une heure du matin, avec une grande
fatigue d'estomac, des vertiges et la maladie éclate par
des évacuations aqueuses par haut et par bas dont la
violence ne lui donne souvent pas le temps de quitter
le lit ; la surface du corps est froide ; il a des crampes
insupportables à toute l'étendue des extrémités supérieures et inférieures, une soif dévorante, une douleur
vive et brûlante à l'épigastre, la voix presque éteinte
etc. Guérison en trois jours. Dans cette observation,
le mari et la femme étaient exposés, dans les mêmes
conditions de nudité, à la même cause de refroidissement ; et cependant, l'un a été sérieusement affecté, et
l'autre nullement.

2me *Observation.* — M. D. L. , 47 ans, d'une stature
élevée, et d'une forte et robuste constitution, ressent, en sortant en corps de chemise de sa maison à
six heures du matin, une sensation de froid, qui l'oblige, une heure après, à rentrer chez lui pour mettre son
gilet. Il procède ensuite à ses occupations, déjeûne,
dîne et dort parfaitement la nuit. Il se lève comme
d'habitude sans rien ressentir d'anormal, et dans l'après-
midi il jouait même aux boules, quand il ressent subitement, le 24 août 1879, les premières atteintes de sa
grave affection qui le forcent à retourner immédiatement à son habitation qui est à proximité. Il éprouve
alors un grand malaise, des vertiges et la maladie éclate
aussitôt par des évacuations aqueuses abondantes par
haut et par bas, d'atroces crampes aux extrémités
supérieures et inférieures le tourmentent affreuse-
ment ; il a une soif ardente, une douleur vive et brûlante au creux de l'estomac ; la surface du corps froide

etc. Guérison en deux jours. Disons, à cette occasion, que la première femme de M. D. L., est morte du choléra, le 9 octobre 1855. J'ai toujours gardé le souvenir, qu'elle avait contracté cette maladie par un refroidissement, en allant, à trois heures du matin, affourrager ses bêtes, à deux cents pas de son habitation, vêtue d'un mince jupon et d'un simple fichu sur les épaules par une froide température.

3ᵐᵉ *Observation.* — Mᵐᵉ M. A., de Fournès, 48 ans, d'une taille élevée, et d'une fort bonne constitution, part de sa maison, le 29 juillet 1879, à six heures du matin, sans mettre de bas, ni de corset pour creuser des pommes de terre. Vêtue insuffisamment pour se garantir de la froide température du matin, elle éprouva bientôt un saisissement de froid qui lui fait regretter les vêtements dont elle s'est allégée. Cependant elle fait, pendant le jour, son travail, sans ressentir aucune lassitude, ni indisposition ; mais le soir, elle a des frissons, point d'appétit et se couche sans souper. A onze heures, elle est subitement réveillée par un grand malaise, des vertiges, un sentiment d'oppression et d'anxiété à l'épigastre et des haut-le-corps ; ensuite, elle a des vomissements avec de violentes évacutions aqueuses par bas ; le corps froid, une soif dévorante, d'atroces crampes aux extrêmités, la voix éteinte avec impossibilité de répondre un seul mot aux questions suppliantes et affectueuses de ses enfants. Guérison en vingt-quatre heures.

Avignon. — Imp. AUAANEL frères, 1886.

« Voir, ma brochure in-12, de 400 pages :
intitulée :

UNE BELLE DÉCOUVERTE

qui explique comment j'ai découvert la cause, la
nature et la manière d'enrayer, à la fois ou isolément, les maladies les plus fréquentes qui résultent
d'un refroidissement, comme le rhumatisme, la goutte,
la laryngite, la bronchite, la fluxion de poitrine, la
pleurésie, la fièvre typhoïde, le choléra, etc., etc.,
suivi d'un nombre considérable d'observations aussi
concluantes qu'intéressantes pour servir de guide. »

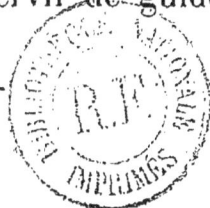